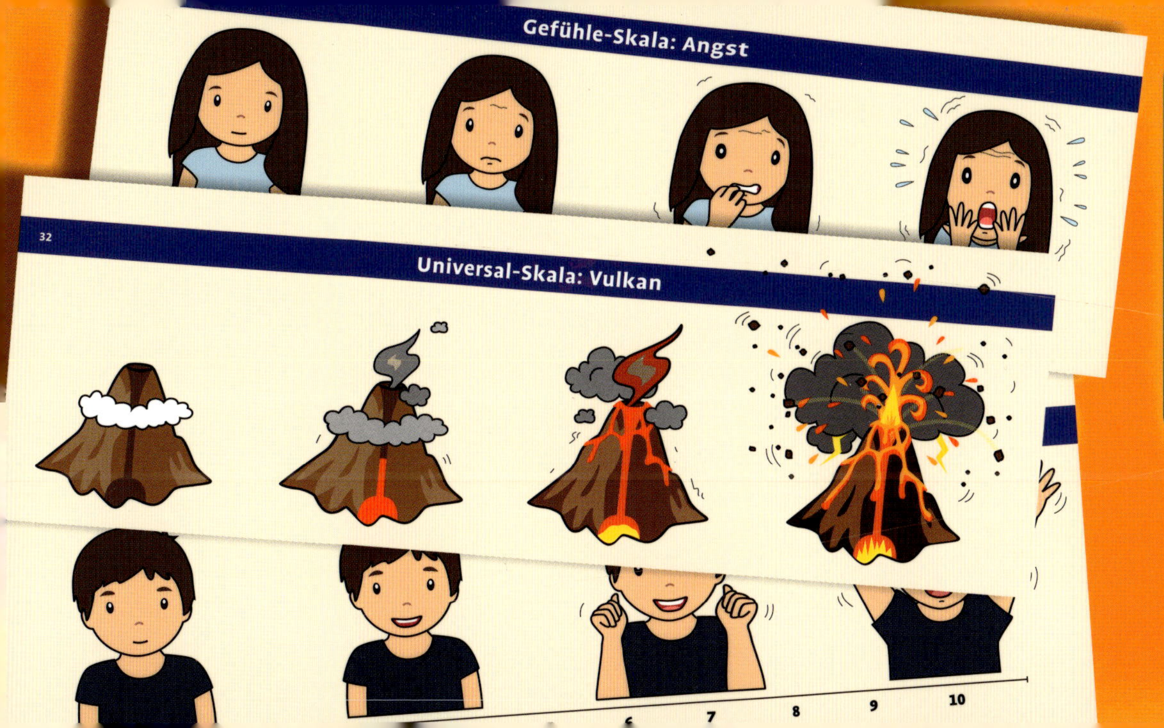

Gräßer • Hovermann • Botved

Rating-Skalen für die Kinder- und Jugendlichenpsychotherapie

26 Skalen für Therapie und Beratung

BELTZ

Inhalt

26 visuelle Analog-Skalen für die praktische Arbeit mit Kindern und Jugendlichen

Basierend auf den Basisemotionen haben wir SUD-Skalen zu den häufigsten in der praktischen Arbeit benötigten Gefühlen erstellt. Die sowohl im therapeutischen als auch medizinischen/klinischen Bereich sehr häufig verwandte Schmerz-Skala wurde ebenfalls mit aufgenommen.

Die Skalen starten jeweils mit der 0, die für den Neutralwert steht bzw. keine Angst, kein Ekel, kein Schmerz usw. bezeichnet. Alle SUD-Skalen sind jeweils in einer Version für Mädchen und Jungen angelegt. Diese geschlechtsspezifischen Varianten schaffen eine noch passgenauere zielgruppenspezifische Ratingqualität, die sich in einer schnellen und zuverlässigen Wertung widerspiegelt und somit zu besseren und effizienteren Messungen führt.

Speziell für mit EMDR (Eye Movement Desensitization and Reprocessing) arbeitende Therapeuten haben wir die SUD- und VoC-Skala ebenfalls in diese Sammlung mit aufgenommen. Diese können natürlich auch von anderen Therapeuten für das Messen des Belastungserlebens eingesetzt werden. Zusätzlich haben wir eine Sammlung gängiger Universal-Skalen mit aufgenommen, die von Smileys über numerische Skalen bis hin zu Schulnoten und Prozenträngen reichen. Für die tägliche Praxis ebenfalls sehr hilfreich ist die Normalverteilung.

Einsatzbereiche und Nutzen. Die Ihnen vorliegenden Skalen bieten für Kinder- und Jugendlichenpsychotherapeuten, Psychologen, Berater, Mediziner, Pädagogen und Erzieher effiziente Werkzeugen für viele Situationen.

Der Einsatzbereich erstreckt sich vom Erstkontakt über die Diagnostik und Behandlung bis hin zum Abschluss und zur Evaluation. Mit den Skalen kann der Therapieverlauf einfach evaluiert und dokumentiert werden. Im kognitiv-behavioralen Setting eignen sich die Skalen zur Erstellung einer Angst-, Wut- oder anderen Hierarchie, sowie einer Zielerreichungsskala.

Die Skalen können als Eisbrecher genutzt werden und bieten eine einfache Möglichkeit, auch mit Patienten/Klienten ins Gespräch zu kommen, die (noch) keinen guten Zugang zu ihren Gefühlen haben bzw. diese nicht klar benennen können. Zudem können die Skalen sehr gut als nonverbales Medium beispielsweise für Nicht-Muttersprachler oder Hörgeschädigte genutzt werden oder auch bei Patienten/Klienten mit kognitiven Einschränkungen zum Einsatz kommen.

Wir wünschen Ihnen bei der Arbeit mit diesen Skalen viel Erfolg und Freude!

Dipl.-Psych. Melanie Gräßer
Eike Hovermann jun.

Gefühle-Skala: Angst

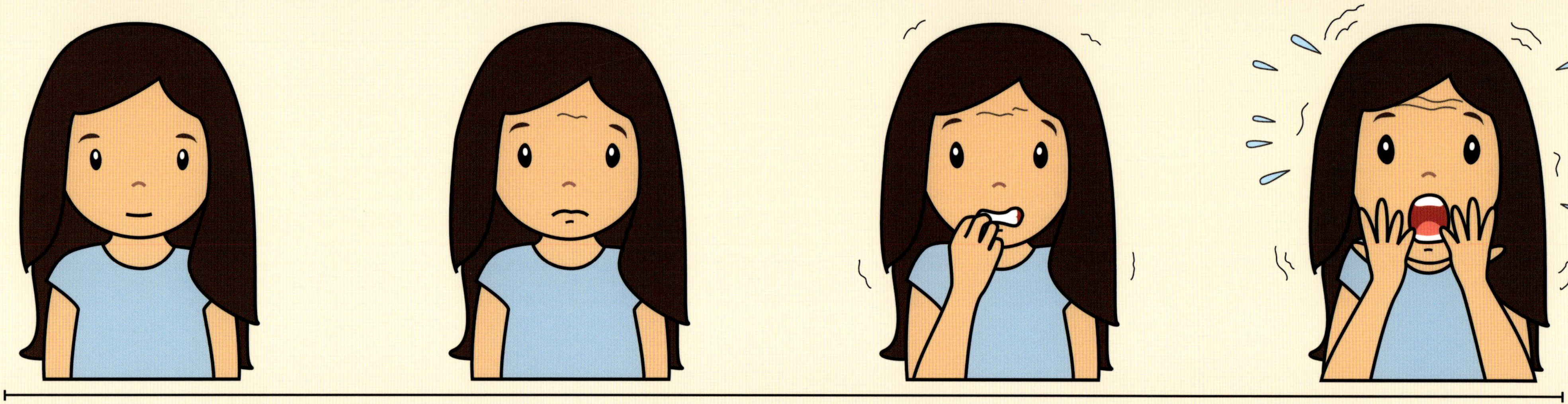

0 1 2 3 4 5 6 7 8 9 10

Gefühle-Skala: Angst

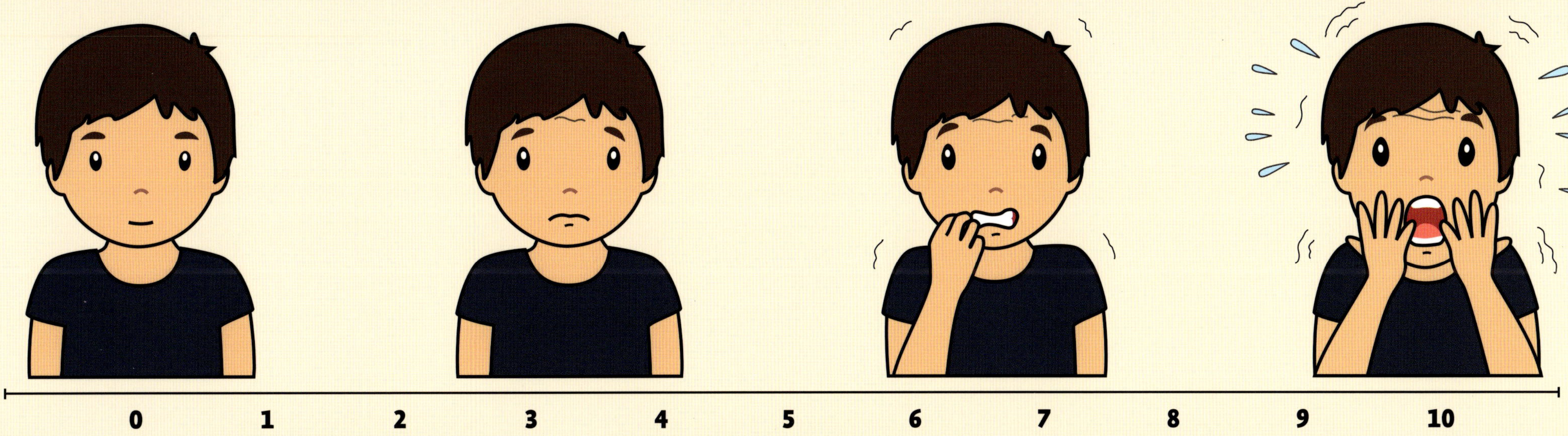

Gefühle-Skala: Ekel

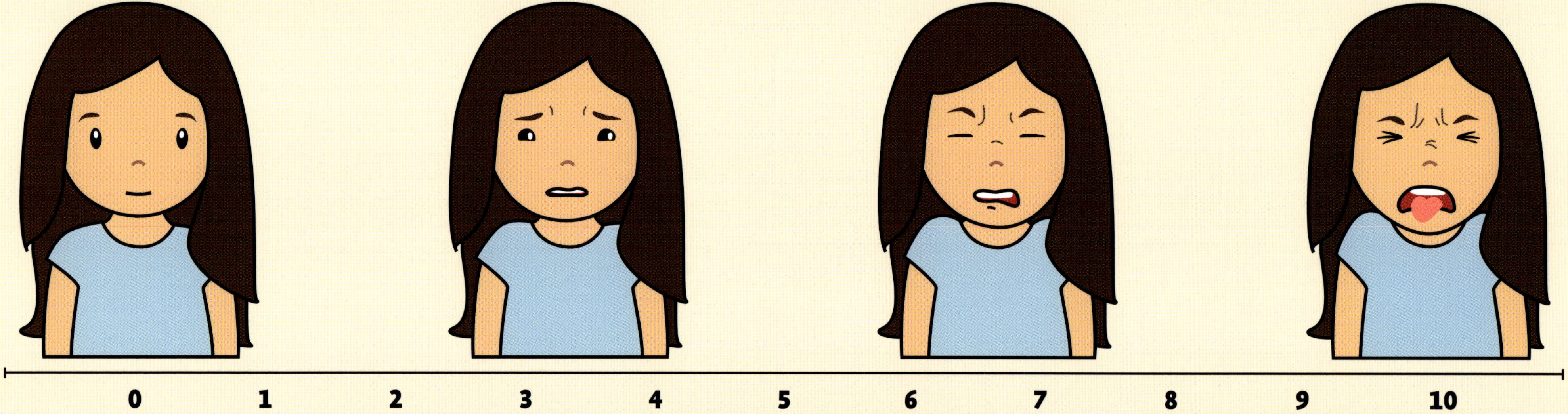

Gefühle-Skala: Ekel

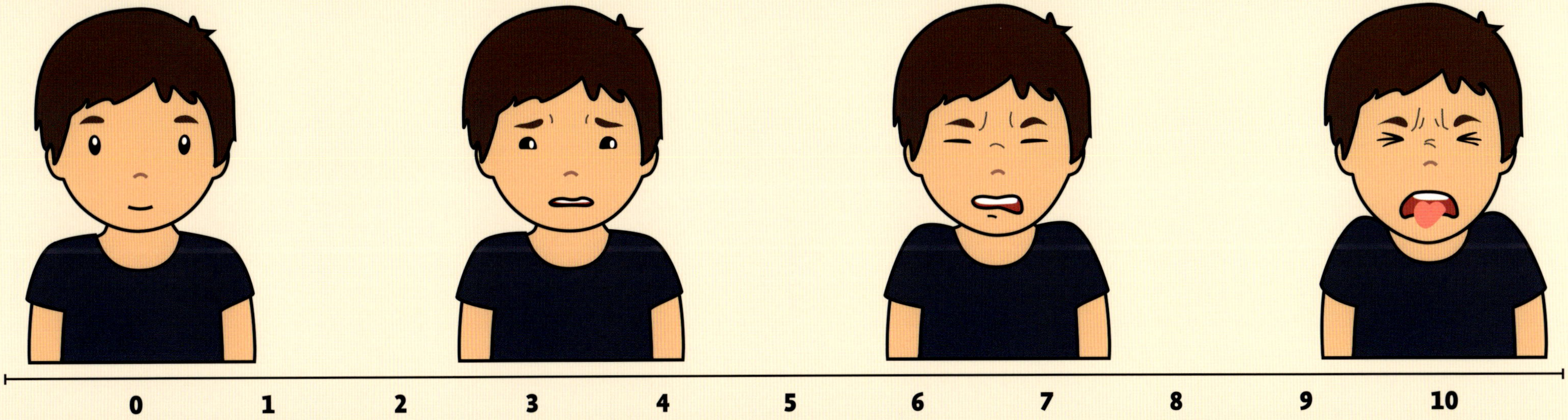

Gefühle-Skala: Freude

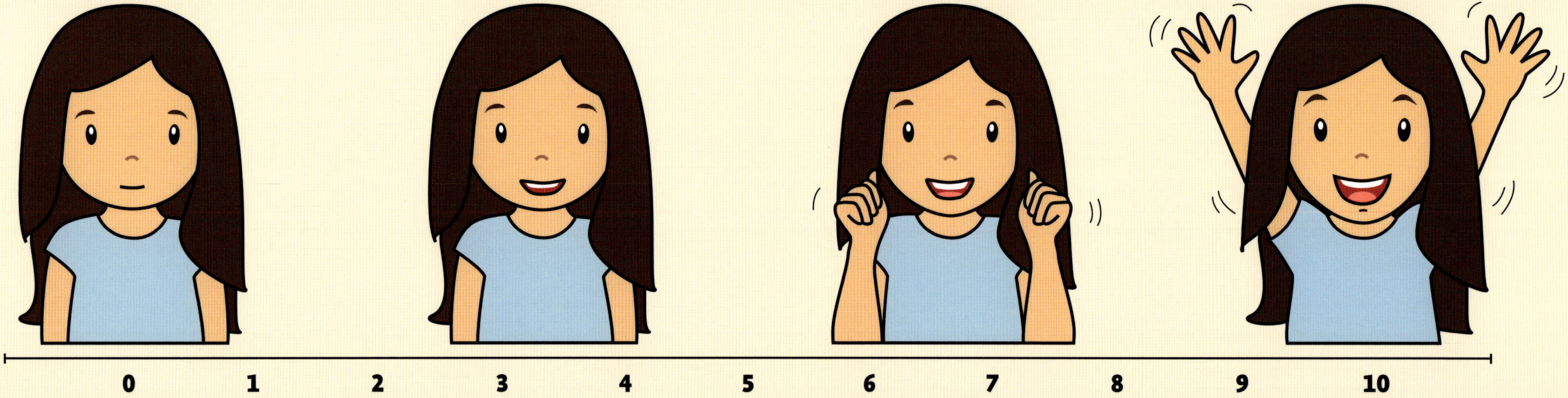

Gefühle-Skala: Freude

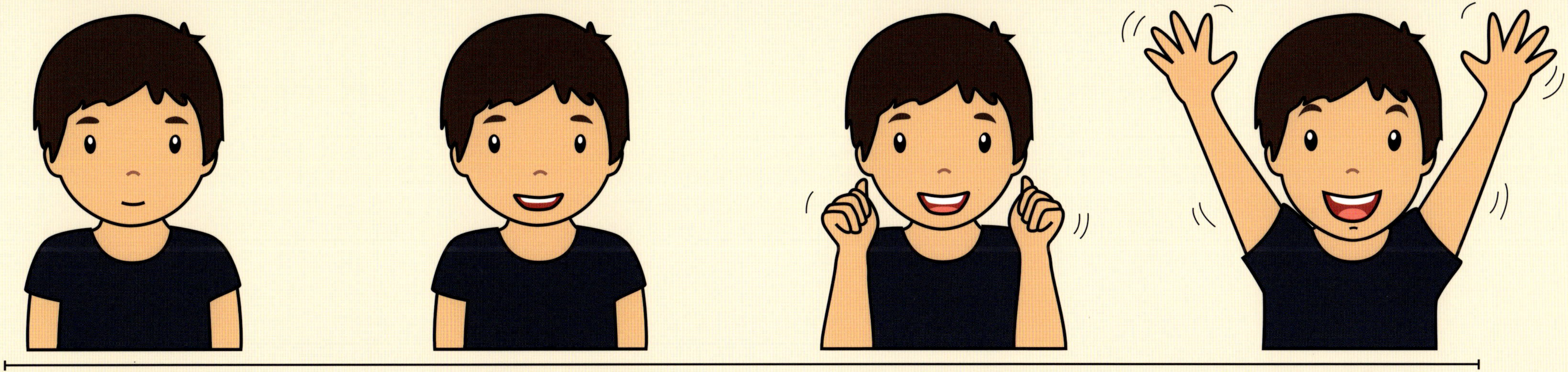

0 1 2 3 4 5 6 7 8 9 10

Gefühle-Skala: Scham

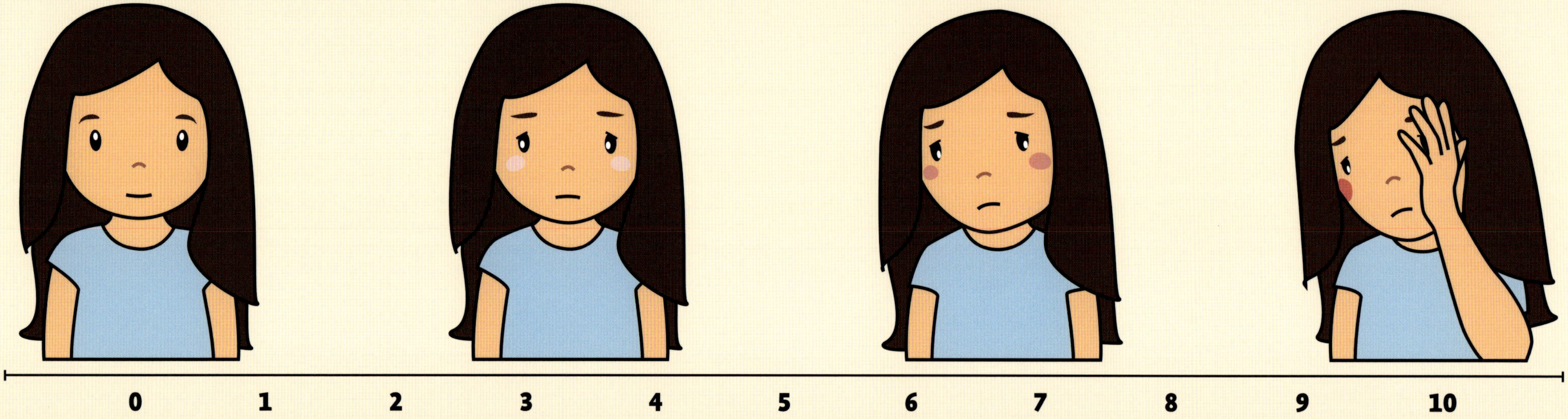

Gefühle-Skala: Scham

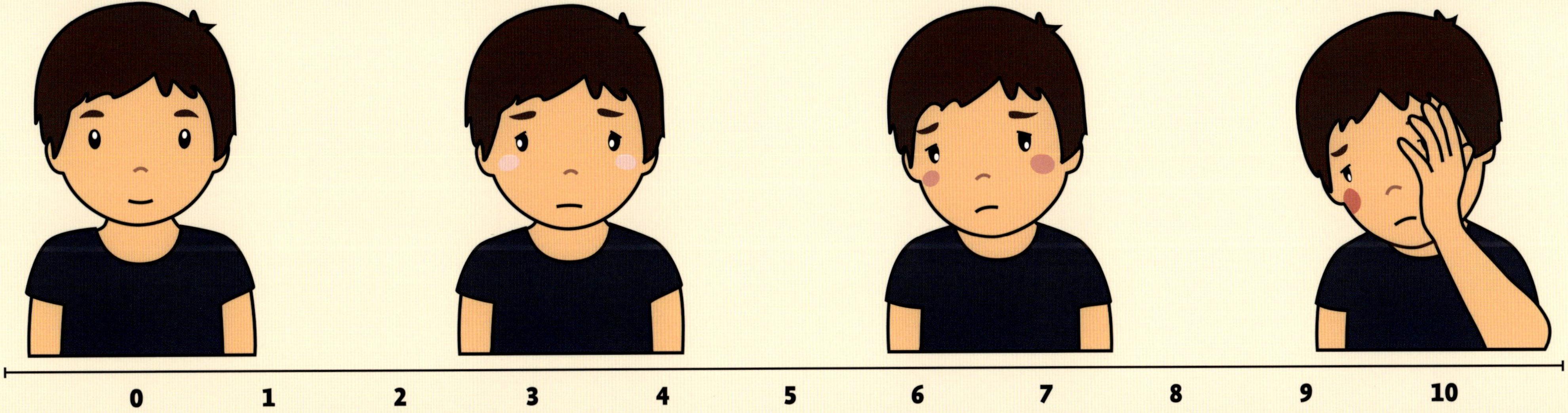

Gefühle-Skala: Traurigkeit

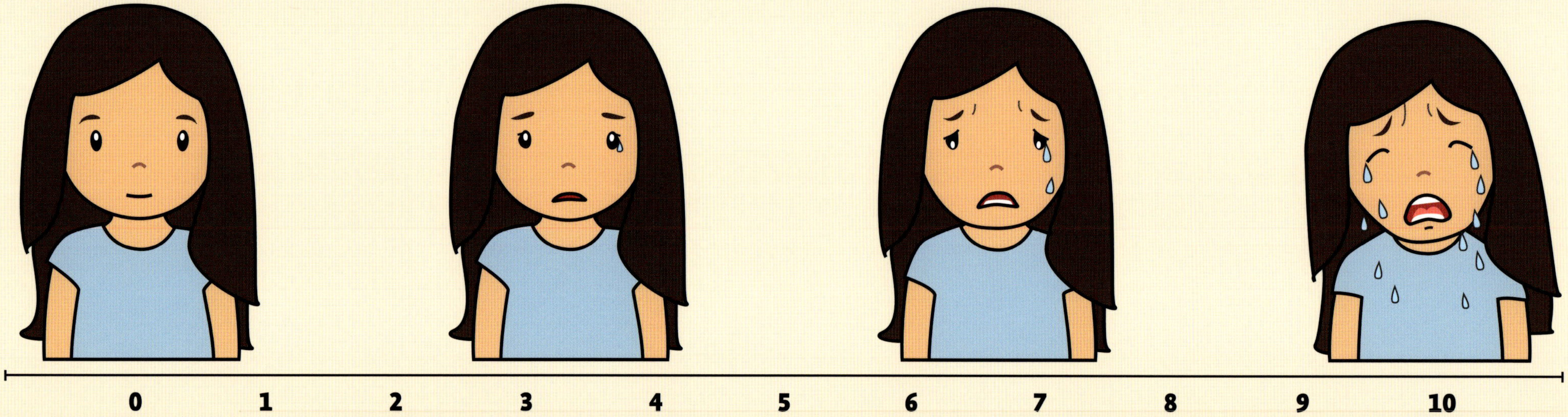

Gefühle-Skala: Traurigkeit

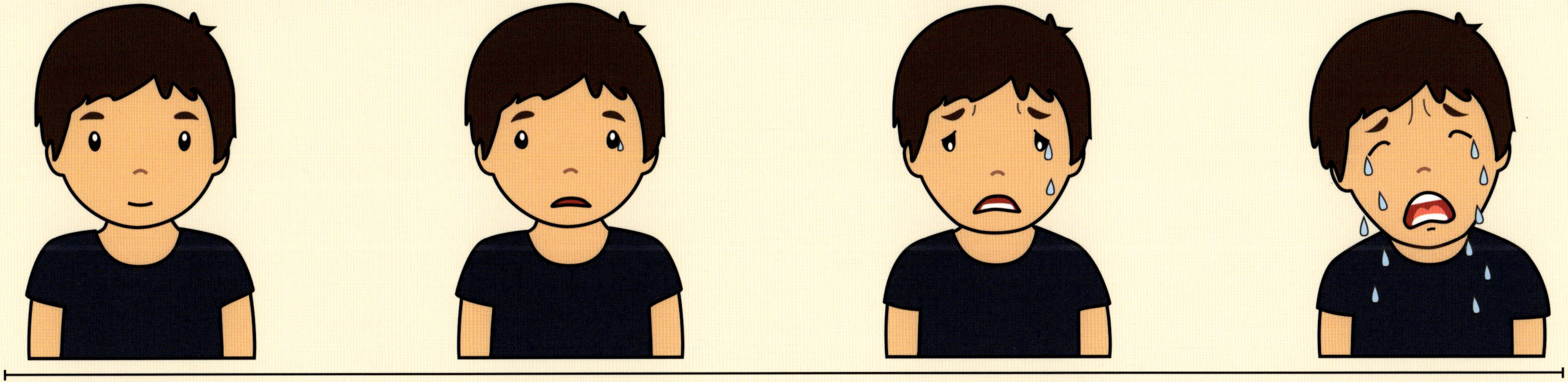

0 1 2 3 4 5 6 7 8 9 10

Gefühle-Skala: Wut

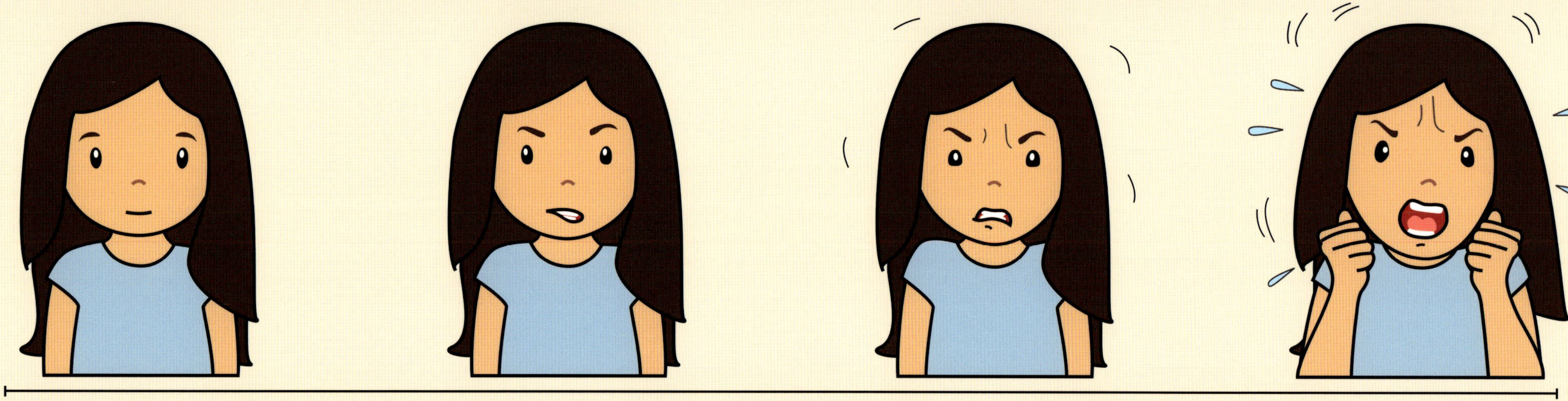

0	1	2	3	4	5	6	7	8	9	10

Gefühle-Skala: Wut

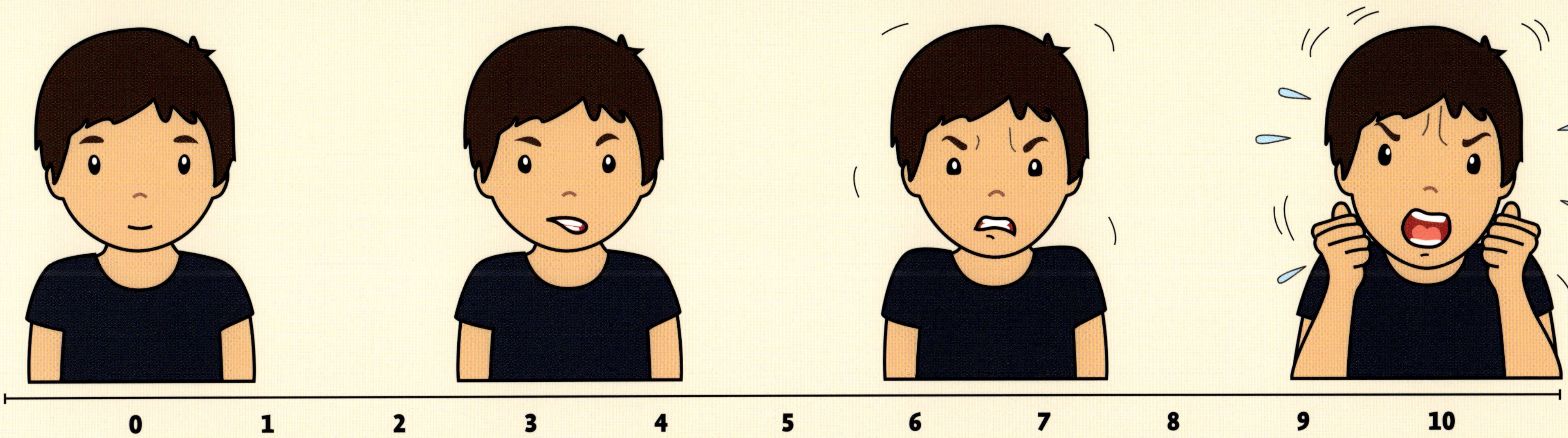

Schmerz-Skala

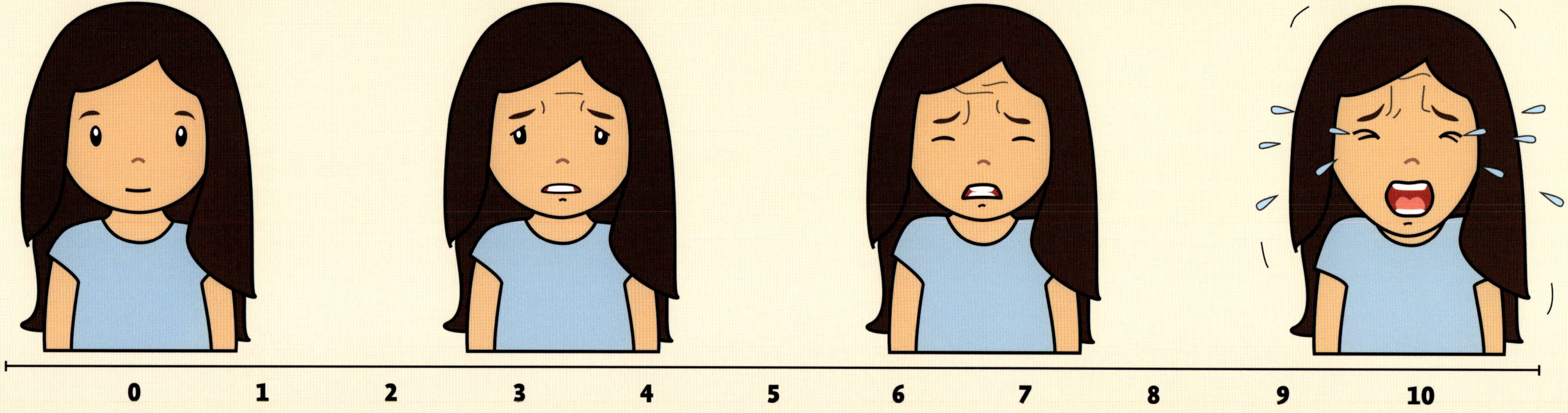

Schmerz-Skala

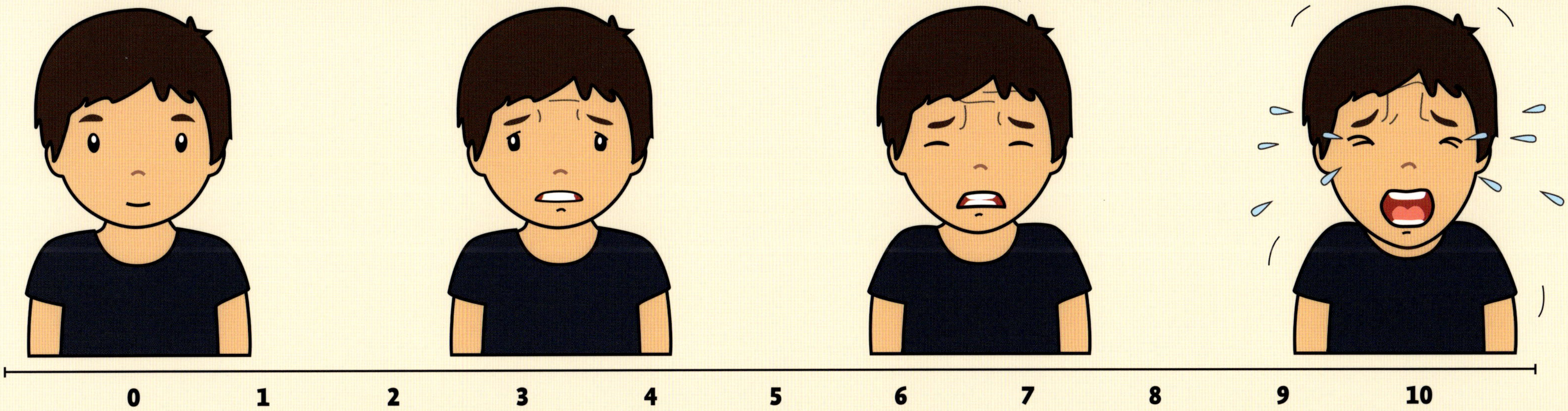

Belastungs-Skala (SUD)

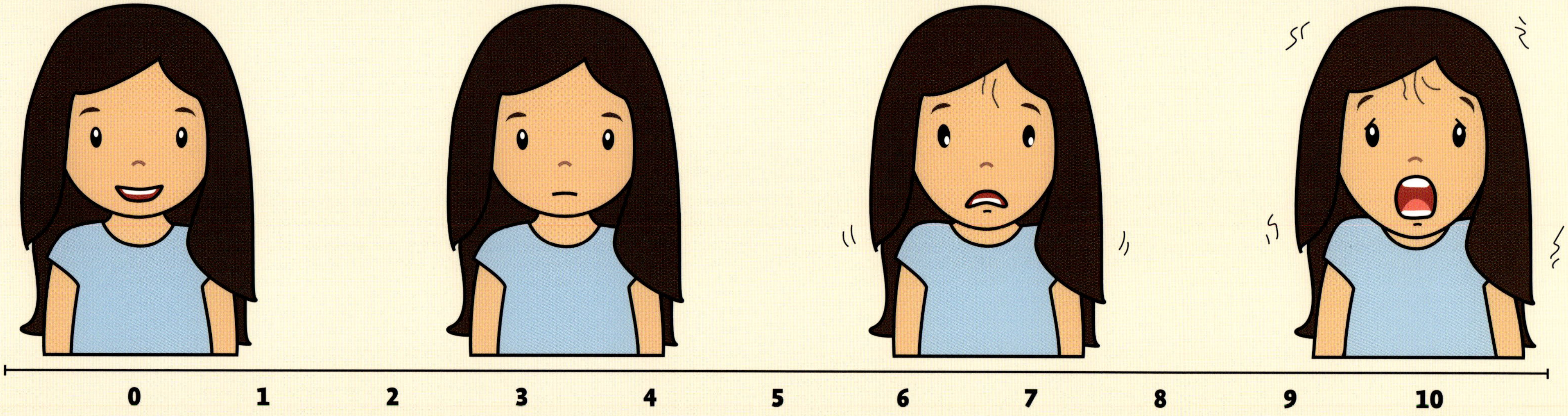

Belastungs-Skala (SUD)

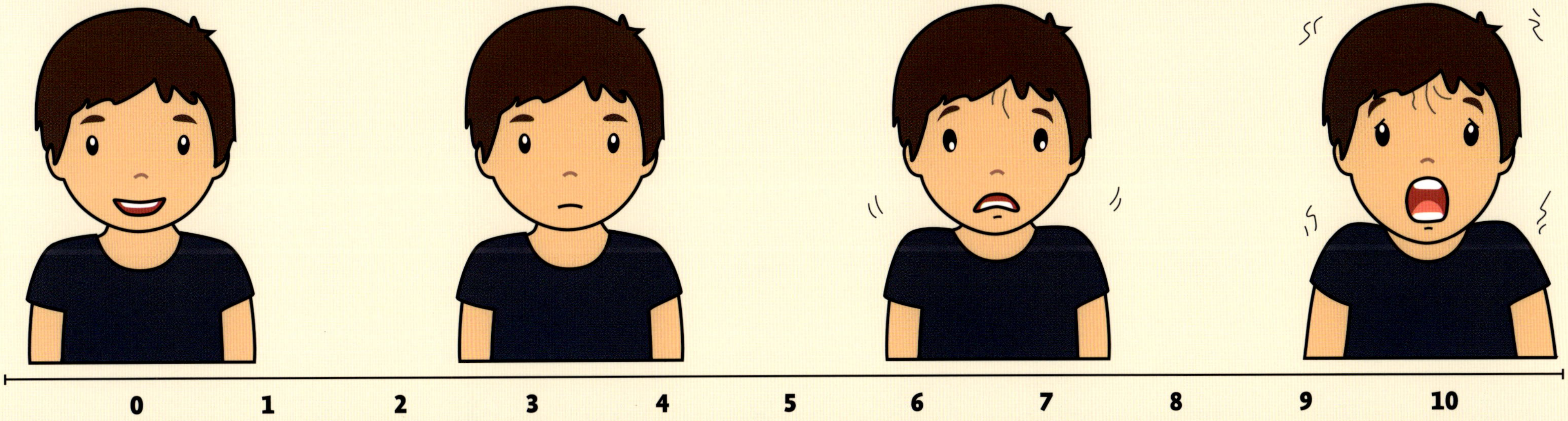

Stimmigkeits-Skala (VoC)

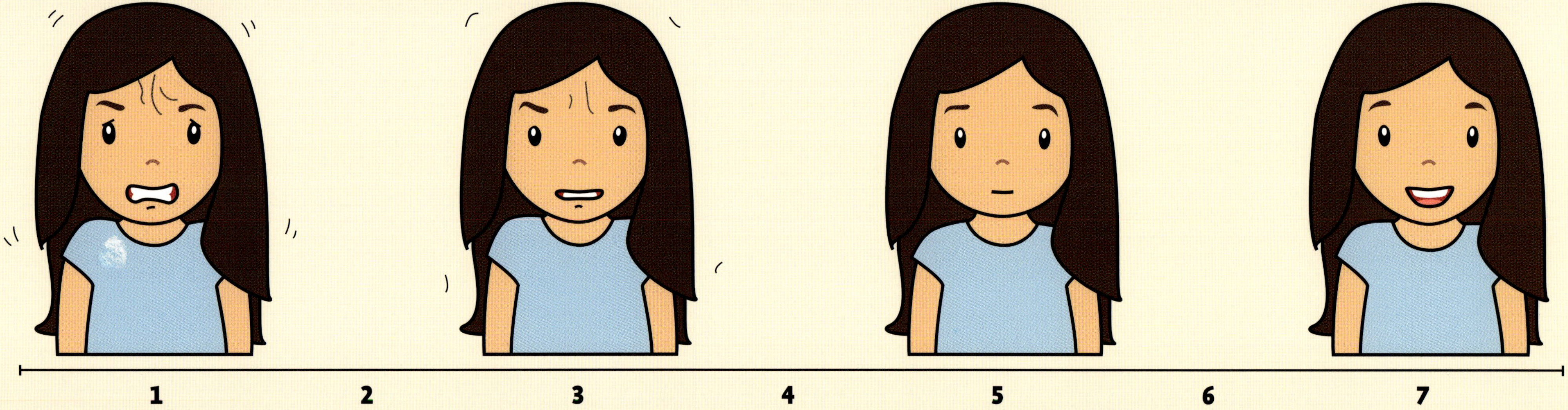

Stimmigkeits-Skala (VoC)

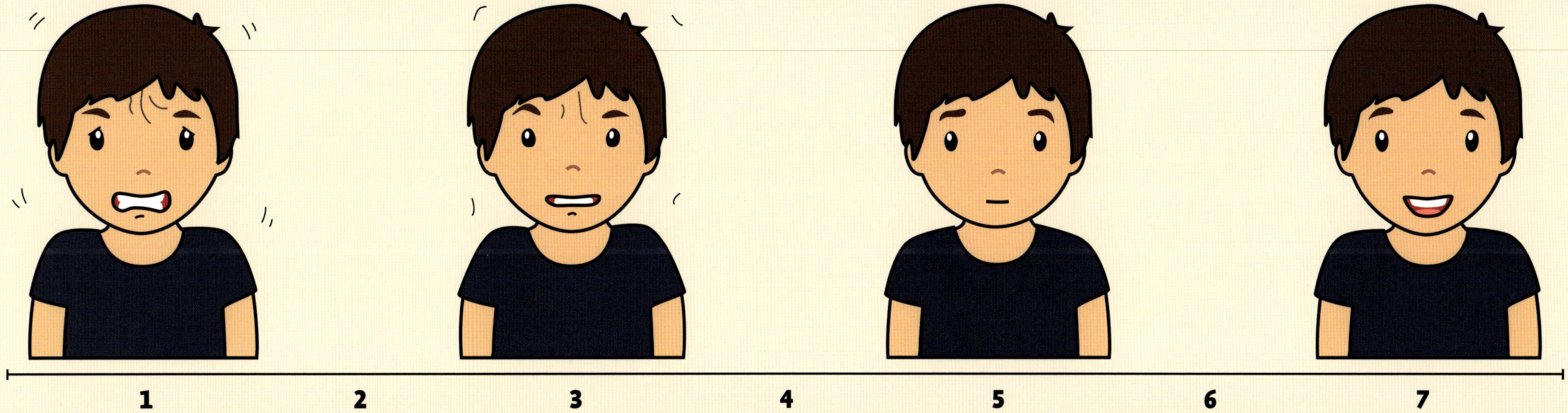

Universal-Skala: Smileys 1

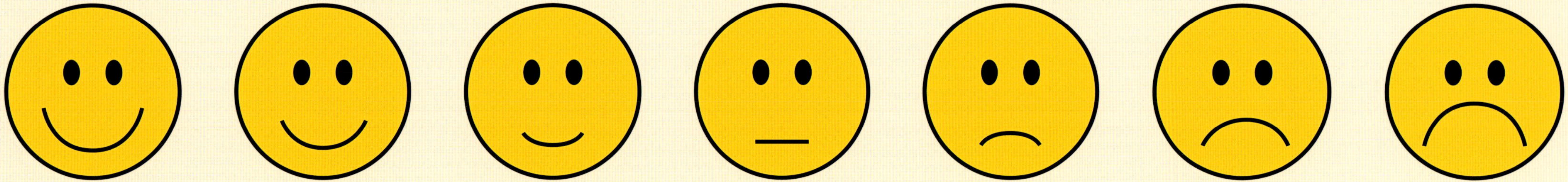

Universal-Skala: Smileys 2

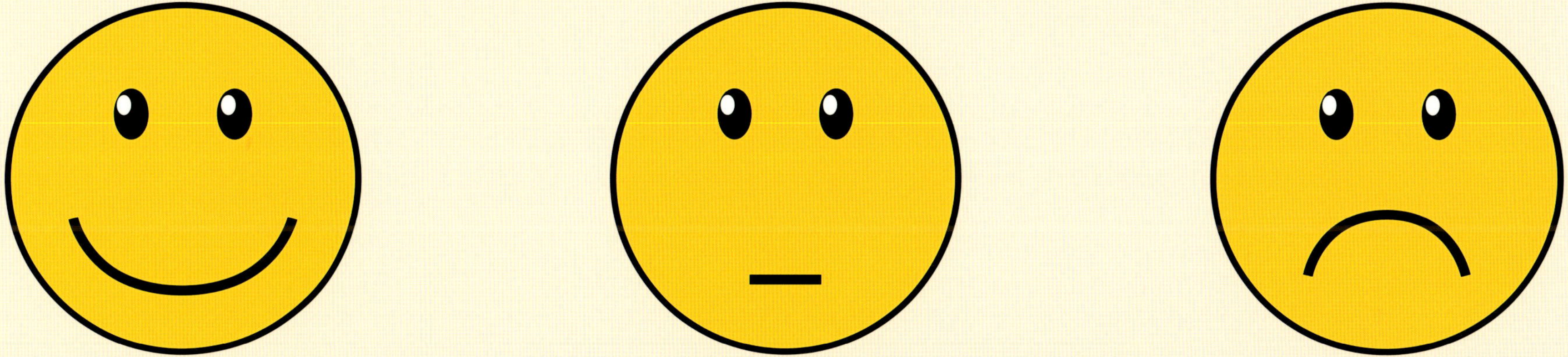

Universal-Skala: 0 bis 10

0 1 2 3 4 5 6 7 8 9 10

Universal-Skala: - 5 bis +5

-5	-4	-3	-2	-1	0	+1	+2	+3	+4	+5

Universal-Skala: Prozent

0% 10% 20% 30% 40% 50% 60% 70% 80% 90% 100%

1	2	3	4	5	6

Universal-Skala: Normalverteilung

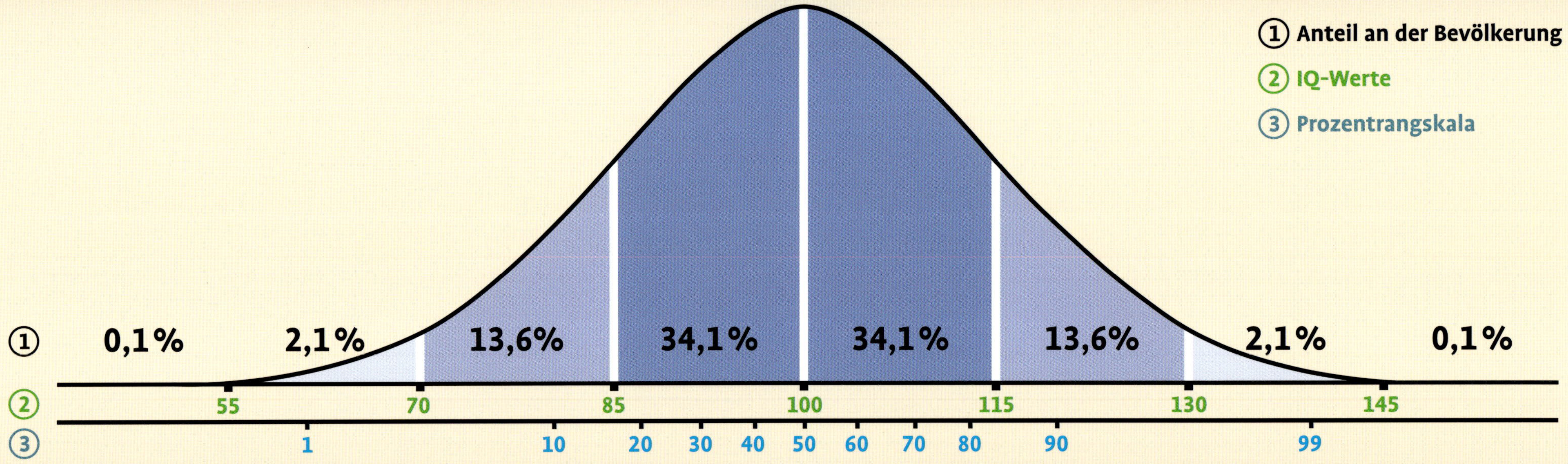

Universal-Skala: Siegertreppe

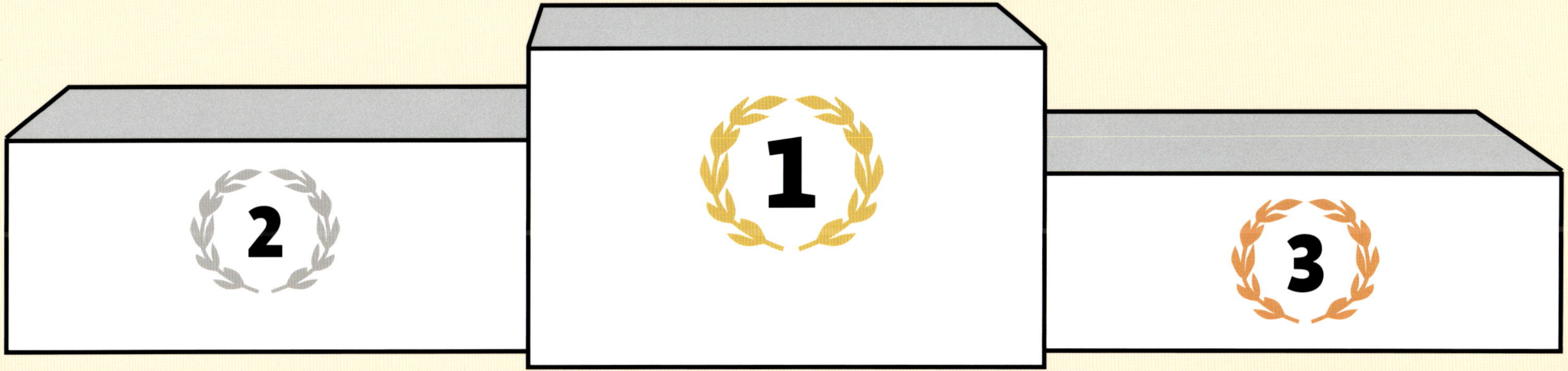

Universal-Skala: Wetter

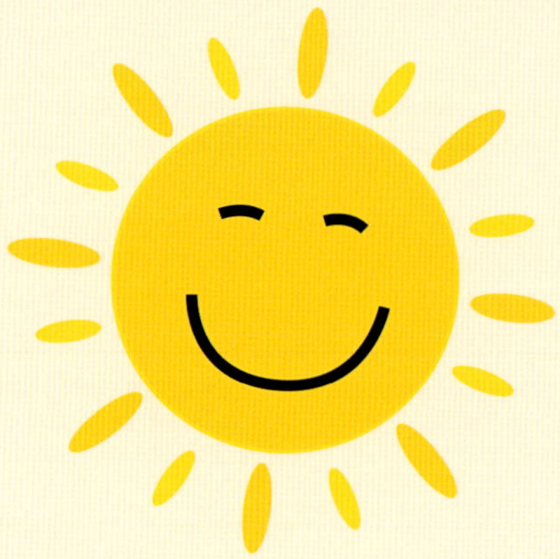

Universal-Skala: Ampel

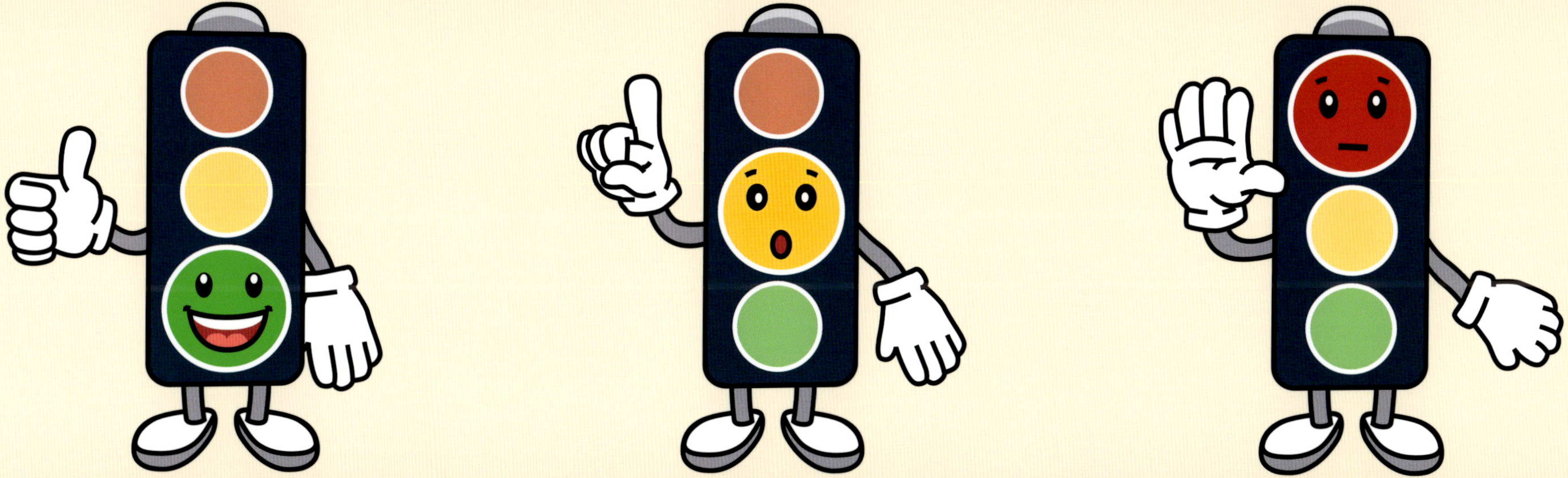

Universal-Skala: Daumen

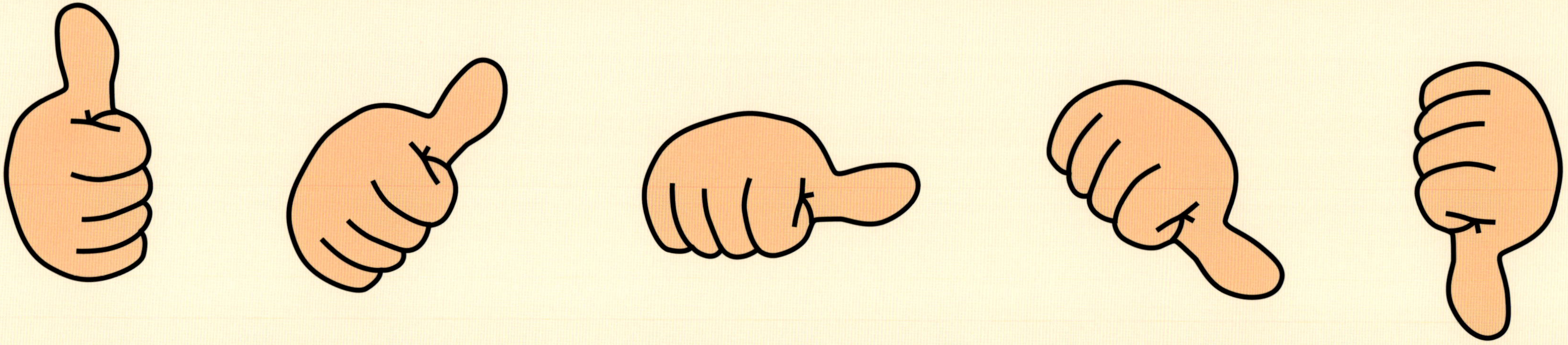

Universal-Skala: Katze

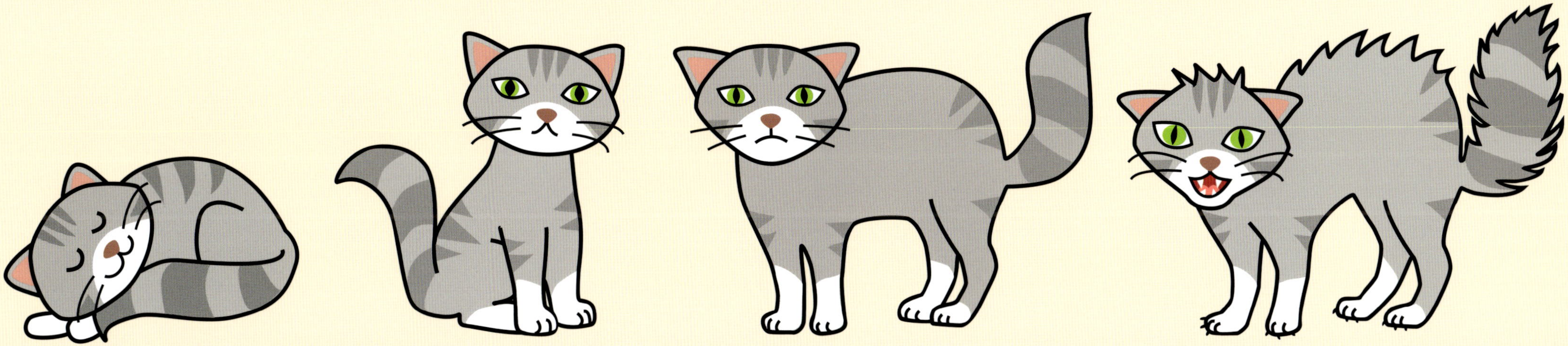

Universal-Skala: Batterie

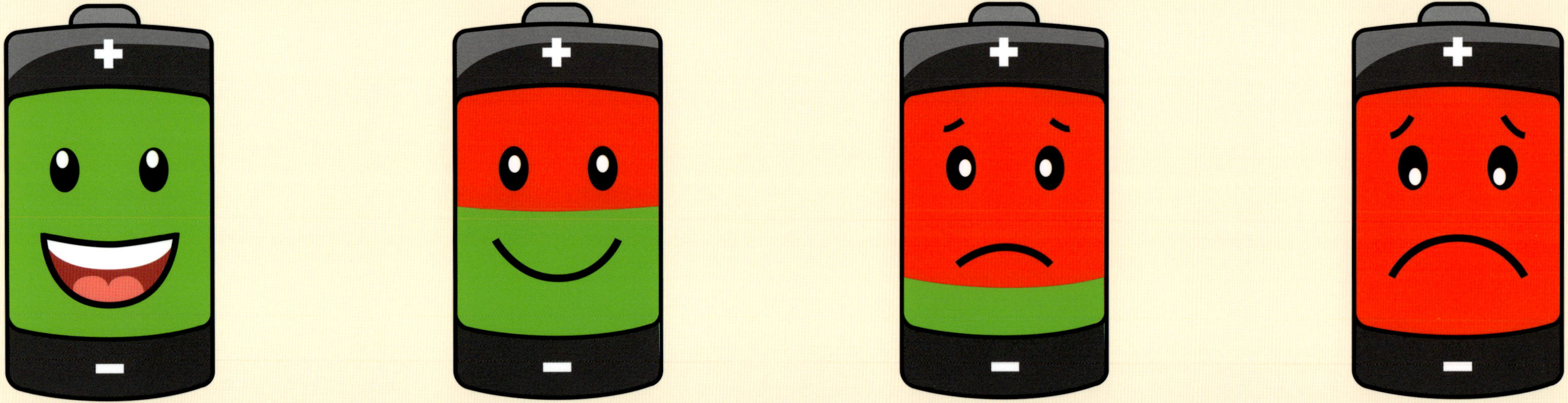

Universal-Skala: Vulkan

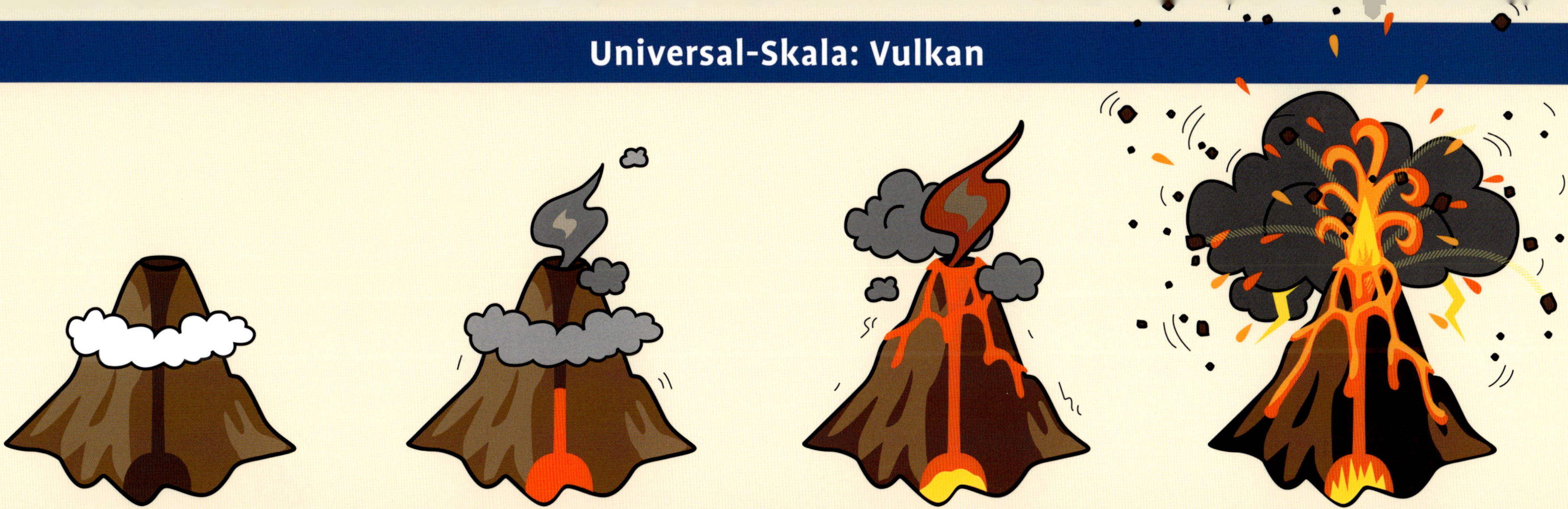

33 Universal-Skala: Thermometer

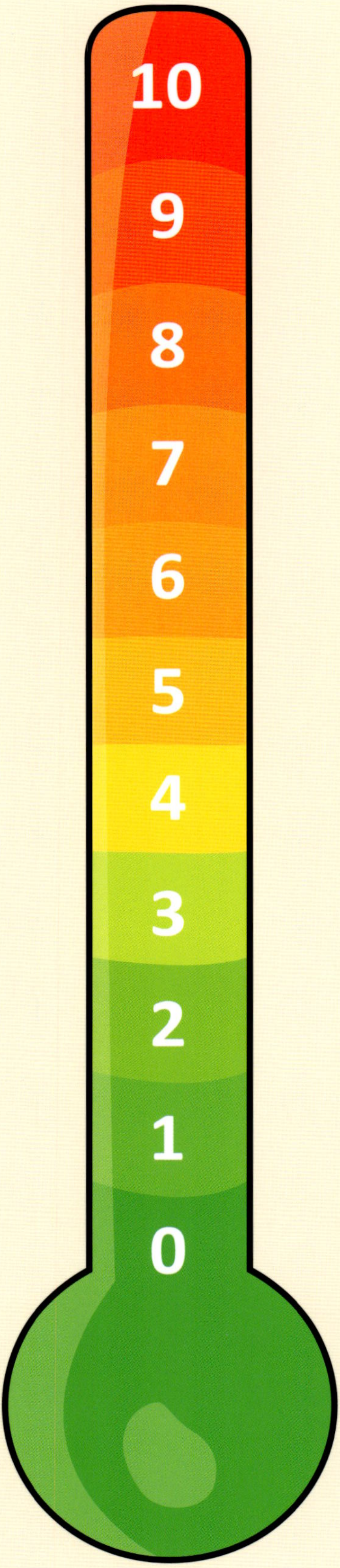

4 Universal-Skala: Stimmung

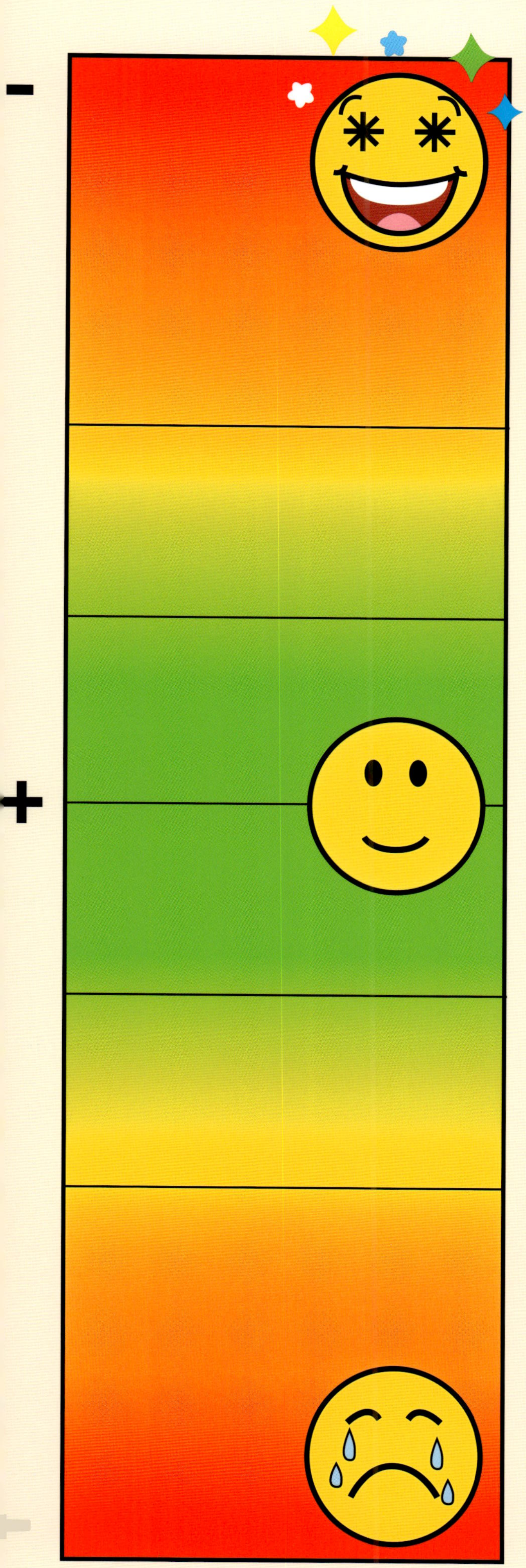

Universal-Skala: Bundesliga

Platz	Name	Kategorie
1		Meister
2		Champions League
3		
4		Champions League Quali
5		Europa League
6		
7		Sicheres Mittelfeld
8		
9		
10		
11		
12		
13		„Abstiegsgefahr“
14		
15		
16		Relegation
17		Absteiger
18		

Die Autoren

Dipl.-Psych. Melanie Gräßer ist Psychologische Psychotherapeutin (Verhaltenstherapie) mit eigener Praxis für Kinder, Jugendliche und Erwachsene in Lippstadt. Sie verfügt über langjährige Berufserfahrung in der Kinder- und Jugendlichenpsychotherapie und -pädiatrie. Ihre Schwerpunkte liegen insbesondere in der Behandlung von chronischen körperlichen Erkrankungen sowie Somatoformen Störungen. Zudem ist sie auf die Behandlung von Traumata spezialisiert. Sie ist zertifizierte EMDR-Therapeutin für Kinder, Jugendliche und Erwachsene. Neben ihrer praktischen Tätigkeit gibt Melanie Gräßer seit vielen Jahren Seminare und Supervision im Bereich der Psychotherapieausbildung sowie im Rahmen von Selbsthilfegruppen, zudem ist sie Selbsterfahrungsanleiterin. Darüber hinaus ist sie Buchautorin und Entwicklerin therapeutischer Spiele.

Eike Hovermann jun. ist geschäftsführender Gesellschafter der Akademie für die Deutsche Wirtschaft und Gründer und Geschäftsführer der Akademie für Kindergarten, Kita und Hort. Er ist Autor zahlreicher Fachbücher und Ratgeber und Entwickler therapeutischer Spiele. Um sein psychologisches Fachwissen zu untermauern, studiert er neben seinem »Job« Psychologie an der Universität Bielefeld. Privat hat Eike Hovermann eine Stiftung für die Aus- und Weiterbildung für Frauen in Afrika gegründet. Seit Jahren setzt er sich dafür ein, Wissen und Bildung weiterzugeben, um so allen Kindern eine solide Grundlage und Ausbildung für ihr späteres Leben zu geben. Sein Credo ist: Investition in Bildung bringt die besten Zinsen.

Annika Botved ist kreative Künstlerin und Illustratorin aus Leidenschaft. Geprägt durch verschiedenste Einflüsse – geboren in Dänemark, aufgewachsen in Frankreich und Studium in der Schweiz und Deutschland – gelingt es ihr spielend, individuelle Besonderheiten zu erfassen und sie in liebevoll gestaltete Zeichnungen und Designs umzusetzen. 2002 gründete sie penimals. Zu ihren Kunden zählen seitdem Unternehmen aus den unterschiedlichsten Branchen.

Wenn Kinder und Jugendliche mit Worten schlecht ...
ihnen geht, was sie empfinden usw., dann können sie das auf den Rating-Skalen einfach zeigen. Zu den Bereichen Angst, Ekel, Freude, Scham, Schmerz, Traurigkeit und Wut haben die Autoren Skalen zusammengestellt, die häufig im therapeutischen Alltag zum Einsatz kommen. Die im EMDR gebräuchlichen SUD- und VoC-Skalen sind ebenfalls Bestandteil des Skalensets, sowie mehrere Universal-Skalen.

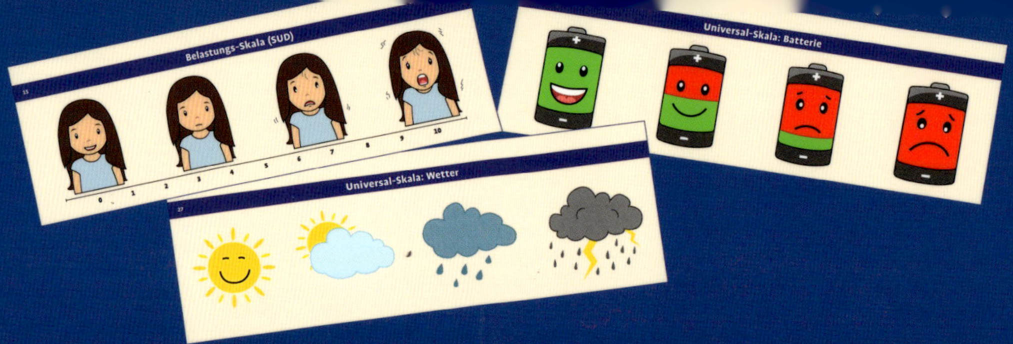

Videoanleitung:

Beltz Verlagsgruppe GmbH & Co KG
Werderstraße 10, 69469 Weinheim
Service@beltz.de
Lektorat: Karin Ohms
Herstellung: Uta Euler
Druck und Bindung:
Druckerei & Verlag Steinmeier GmbH & Co. KG, Deiningen
Printed in Germany
ISBN: 978-3-621-28424-0

BELTZ Beltz Verlag, Werderstraße 10,
69469 Weinheim

www.beltz.de

ISBN 978-3-621-28424-0